LES EAUX

DE

SAINT-GERVAIS

(SAVOIE)

ET

LEURS APPLICATIONS AU TRAITEMENT

DES

MALADIES DE LA PEAU (ECZÉMATEUSES)
ET DE LA DYSPEPSIE

Par le Docteur DURAND-FARDEL

Président honoraire de la Société d'Hydrologie médicale de Paris,
Médecin Inspecteur des Sources d'Hauterive, à Vichy.

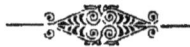

PARIS

GERMER-BAILLIÈRE, LIBRAIRE-ÉDITEUR

BOULEVARD SAINT-GERMAIN 108

—

1882

LES EAUX

SAINT-GERVAIS

(SAVOIE)

ET

LEURS APPLICATIONS AU TRAITEMENT

DES

MALADIES DE LA PEAU (ECZÉMATEUSES)
ET DE LA DYSPEPSIE

PAR LE DOCTEUR DURAND-FARDEL

Président honoraire de la Société d'Hydrologie médicale de Paris,
Médecin Inspecteur des Sources d'Hauterive, à Vichy.

PARIS
GERMER-BAILLIÈRE, LIBRAIRE-ÉDITEUR
BOULEVARD SAINT-GERMAIN 108
—
1882

LES EAUX

DE

SAINT-GERVAIS

(SAVOIE)

TOPOGRAPHIE

Lorsque l'on se rend près d'une station thermale, c'est pour y trouver une médication appropriée à un état morbide déterminé. On y rencontre un médicament dont le choix et l'application réclament les mêmes règles que tout autre agent de la thérapeutique, bien qu'il possède des vertus intrinsèques que l'art ne parviendra jamais à reproduire et que la science n'est pas encore parvenue à définir.

Cependant il est, dans l'idée complexe que comporte un traitement thermal, un côté que l'on ne doit point perdre de vue parce qu'il prend généralement une part certaine aux résultats attendus : il s'agit des conditions hygiéniques nouvelles parmi lesquelles le malade se trouve transporté. Le changement des habitudes physiques et affectives est un élément véritable du traitement des maladies chroniques. Le changement de milieu joue un rôle encore plus considérable ; et plus il apporte de contraste avec celui où se sont déroulées les premières phases de la maladie, plus on doit attendre qu'il conspire avec la médication elle-même pour en arrêter ou en modifier l'évolution.

Peu de stations mieux que Saint-Gervais se prêtent au rôle qui appartient au changement de milieu, indépendamment des conditions climatériques particulières qui pourraient être recherchées.

Les eaux de Saint-Gervais fournissent une médication d'un grand intérêt, d'une utilité manifeste, et surtout une médication d'un genre particulier, et dont les applications spéciales vont être exposées.

Lorsque l'on étudie les eaux minérales en général, on reconnaît des groupements très-précis, que rapprochent des analogies et presque des identités de composition, et des communautés ou des voisinages d'applications qui les rassemblent dans des cadres parfaitement naturels. Mais plus on s'engage dans leur étude particulière, plus on reconnaît que chacune d'entr'elles possède une individualité propre et répond à un ordre spécial d'indications. Ce ne sont souvent que des nuances : mais la thérapeutique appliquée est faite de nuances ; et le jour où les médecins posséderont le jeu des eaux minérales comme nous devons admettre qu'ils possèdent le jeu de la matière médicale, la thérapeutique des maladies constitutionnelles et des lésions chroniques aura acquis une puissance dont elle est encore aujourd'hui bien éloignée.

Avant d'exposer les appropriations spéciales des eaux de Saint-Gervais, il est utile de donner une idée du milieu où elles agissent et dont les circonstances mériteraient d'être recherchées pour elles seules.

Le village de Saint-Gervais est situé dans le département de la Savoie, à 44 kilomètres de Genève, à l'entrée de la vallée de Chamounix, à 856 mètres au-dessus du niveau de la mer. Les sources coulent au-dessous du village, dans un vallon où roule un torrent, le *Bonnant*, dont les eaux, provenant de la fonte des glaciers du Mont-Blanc, fournissent les éléments d'une hydrothérapie énergique.

La vallée des bains, très-étroite et dirigée du sud au nord, est limitée, à l'est et à l'ouest, par des montagnes à pic, couvertes de végétation, dont la composition varie à droite et à gauche du torrent.

La partie droite, ou orientale, est essentiellement formée de roches quartzeuses contenant quelques roches de jaspe, et, dans une anfractuosité se trouvant au milieu de l'avenue qui conduit aux bains, les eaux ont déposé, postérieurement, des schistes feuilletés, les uns argileux, les autres ferrugineux, lesquels, pour l'aspect et la couleur, rappellent exactement ceux qui composent les montagnes qui dominent le village de Spa.

La partie gauche, ou occidentale, est essentiellement formée par des mamelons de chaux carbonatée magnésifère (dolomie), alternant avec des mamelons de chaux sulfatée, légèrement teintée de rose par l'oxyde de fer.

On rencontre çà et là dans la vallée quelques blocs granitiques qui ne lui appartiennent pas : ce sont des blocs erratiques du Mont-Blanc (protogine).

On peut conclure de tout ceci que la vallée appartient, par sa rive gauche, au terrain secondaire, et par sa rive droite au terrain de transition. Or, on sait que le premier de ces terrains est ordinairement accompagné de mines de sel gemme ; il pourrait donc se faire que ce fût là la source, ou une des sources, de quelques uns des sels qui se trouvent dans ces eaux. Les sources chlorurées de Moutiers, au midi de Saint-Gervais, n'en sont séparées que par le *Col du Bonhomme*.

D'un autre côté, les principes sulfureux sont dus probablement à la décomposition de la chaux sulfatée par des matières organiques. L'oxygène des sulfates réagit sur celles-ci et s'unit à leur hydrogène pour former de l'eau. Le soufre reste combiné, soit au calcium, soit au sodium, à l'état de sulfure : mais ce dernier est décomposé. L'acide carbonique déplace l'acide sulfhydrique qui reste en dissolution dans l'eau, et il se forme des carbonates (1).

L'élévation du site, le calme de la contrée, la grandeur du paysage, la puissante végétation des pentes, le profil sublime des sommets, la douceur du climat, la fraîcheur des eaux, les effluves résineuses, tout agit sur les sens et sur l'imagination, et, par la poésie pénétrante dont on se sent enveloppé, conspire avec les œuvres prosaïques de la médication thermale.

Il pourrait suffire de rappeler que Saint-Gervais est à trente minutes de Chamounix, que la fraîcheur des neiges et des glaciers s'y reflète, et qu'à l'heure où le soleil décroît, le Mont-Blanc pourrait l'atteindre de son ombre majestueuse.

(1) Payen. *Notice sur les eaux minérales de Saint-Gervais* (Savoie), 1854.

LES SOURCES

La station de Saint-Gervais comprend trois sources principales et actuellement utilisées. Leur température est identique aujourd'hui à celle qui leur avait été trouvée il y a trente ans :

Source du *Torrent*.......... 39° cent.
   — du *Gontard*......... 39° —
   — du *Mey* .... 42° —

Le débit de la source du *Torrent* est d'environ 8,840 litres par 24 heures, et celui des sources *Gontard* et du *Mey* d'environ 172,800 litres, pour chacune d'elles.

Une seule de ces sources est sulfureuse, le *Torrent*. Le soufre paraît y exister sous deux états : à l'état d'hydrogène sulfuré libre, et à l'état de sulfure de calcium. Il est à remarquer que les sources *Gontard* et du *Mey* avaient été trouvées sulfureuses il y a trente ans, (analyse de M. Bouru), et qu'elles ont cessé de l'être, d'après les récentes recherches de M. Lossier.

Ce sont des eaux d'un chiffre de minéralisation notable, sulfatées sodiques, — bicarbonatées calciques et magnésiques, c'est-à-dire gazeuses, — lithinées, dans une proportion rare, car on y trouve 23 milligr., 4 de lithine, pour 12^m à Royat, et 13^m,5 à Kreuznach.

On peut prévoir, d'après l'ensemble de leur constitution, que ce sont, en dehors de la qualité sulfureuse, des eaux digestives et laxatives.

L'analyse suivante est due à M. Louis Lossier de Genève, et a été l'objet d'un rapport intéressant de M. Byasson, à la Société d'hydrologie (1).

(1) *Annales de la Société d'Hydrologie médicale de Paris*, 1878-1879, T. XXIV, p. 261.

SOURCES	NOM DES SOURCES		
	CONTARD	DE MEY	DU TORRENT
Température des sources	39°	42°	39°
Air ambiant......................	17,7°	17,7°	17,7°
Hauteur barométrique................,........	720	720	720
Composition en centièmes des gaz s'échappant à la source.			
Azote...................................	87.66	89.10	»
Oxygène.............................	6.04	4.50	»
Acide carbonique.........................	6.30	6.40	»
Gaz dissous dans un litre d'eau, mesurés en cent. cubes à la température de la source. 720° de, pression.			
Azote...................................	21.18	21.00	19.41
Oxygène...............................	0 19	0.17	»
Acide carbonique libre....................	76.89	77.36	74.55
Acide sulfhydrique......................	traces.	traces.	3.04
Densité.,..............................	1.004213	1.004333	1.004174
Sels dissous dans un litre d'eau à 15°, en grammes.			
Chlorure de sodium........	1.798134	1.817548	1.776295
Sulfate de soude......................	1.628045	1.635329	1.688089
— potasse	0.087655	0.092599	0.090399
— lithine......................	0.086038	0.086262	0.085943
— chaux	1.146645	1.146021	1.100840
Bicarbonate de chaux....................	0.039733	0.016993	0.058852
— magnésie.................	0.173004	0,172272	0.172292
Silice	0.045780	0 045700	0.055860
	»	»	0.000676
	5.005033	5.012724	5.029936
Substances contenues dans un litro d'eau à 15°. Déterminations directes.			
Soude............................	1,664346	1,677820	1,678981
Potasse	0,047405	0,050079	0,048889
Lithine...........................	0,023465	0,023526	0,023439
Strontiane	traces.	traces.	traces.
Chaux	0,487600	0,478500	0 472800
Magnésie........................	0,054064	0,063898	0,054054
Chlore	1.090692	1,102468	1.077445
Brôme	traces.	traces.	traces.
Iode.........		traces tr.-faibles.	
Acide sulfurique...................	1.635528	1.700698	1.702608
Silice............................	0,045780	0.045700	0.055860
Acide carbonique libre............	0,125664	0.125216	
Combiné à l'état de bi-carbonate..........	0.143220	0.128753	0.121841
Acide nitrique,..................		traces tr.-faibles.	0.148778
— phosphorique...............	traces.	traces.	traces.
— sulfhydrique libre.................	traces.	traces.	0.003851
— sulfhydrique combiné	»	»	0 000311
Substances organiques	traces.	traces.	traces.
Résidu d'évaporation................	4.984500	5.022000	5.016600

Je ne saurais dire grand chose de l'Etablissement thermal, jusqu'ici assez primitif, et qui va être complètement remanié.

Les eaux de Saint-Gervais sont prises en bains, en boisson et sous forme de douches.

Les bains sont surtout alimentés par la source sulfureuse du *Torrent*. Les inhalations n'ont point été, jusqu'ici, l'objet d'une installation spéciale.

Il faut remarquer, du reste, que le traitement de Saint-Gervais est, par lui-même, un traitement très simple, interne et externe, et qui n'exige pas un grand déploiement d'agents balnéothérapiques.

Cependant, les eaux fraîches et abondantes, qui coulent dans le vallon de Saint-Gervais, fournissent à une hydrothérapie très-active des éléments qui ne doivent pas être négligés.

ACTION THÉRAPEUTIQUE

La spécialisation des eaux de Saint-Gervais comprend deux ordres de faits pathologiques concernant :

1° Les maladies de la peau ;

2° Les maladies de l'appareil digestif.

Telle est la détermination formulée par le Dr Billout, inspecteur des eaux de Saint-Gervais, dans un travail communiqué à la *Société d'hydrologie médicale de Paris*, travail remarquable par la netteté et la sobriété des indications qu'il définit (1).

(1) BILLOUT. *Des indications spéciales des Eaux de Saint-Gervais*, dans *Annales de la Société d'hydrologie médicale de Paris*, T. XX. 1875.

Je signalerai plus loin les autres applications qui peuvent être faites des eaux de Saint-Gervais. Mais je crois, avec mon distingué collègue et ami, que c'est sur ces deux sujets que doit être concentrée l'étude de cette station.

A quelles conditions pathologiques particulières s'adresse cette double spécialisation, et quels d'entre les éléments constitutifs de ces eaux paraissent être mis en jeu, c'est ce qui va être exposé.

MALADIES DE LA PEAU

ECZÉMA

Le traitement des maladies de la peau par les eaux minérales est peut-être un de ceux qui présentent le plus de difficultés. On se trouve placé entre deux éléments distincts d'indications : les unes étant relatives à l'état constitutionnel d'où peut dépendre la dermatose, et les autres, se rapportant aux conditions particulières de celle-ci.

On admet, avec raison, que les maladies de la peau chroniques et persistantes sont, au moins dans le plus grand nombre des cas, sous la dépendance d'un état diathésique particulier : scrofule, syphilis, arthritis (soit la goutte et le rhumatisme, que l'on réunit à tort sous une dénomination commune), et herpétisme, état fort vague, qui répond cependant quelquefois à un ensemble de faits assez nettement déterminés, sinon définis, mais qui le plus souvent sert à masquer l'ignorance où l'on est de la véritable pathogénie d'une dermatose.

II semble que de la détermination d'une cause diathésique admise doive s'écouler naturellement l'indication thérapeutique. Mais il est loin d'en être toujours ainsi.

Le mode d'administration des eaux minérales aux dermatoses étant spécialement le mode balnéaire, il faut avant tout compter avec l'action topique du bain sur les surfaces dermatosées.

On pourrait dire qu'ici l'indication cesse d'être scientifique pour devenir exclusivement pratique. Mais il faut bien comprendre qu'elle est impérieuse. Sans doute elle ne l'est pas au même degré pour tous les cas ; il est seulement indispensable de la déterminer sous peine de mécomptes, on peut dire ici, les plus cuisants.

On doit distinguer parmi les maladies de la peau, au point de vue de la médication thermale, celles qui sont irritables, et celles qui ne le sont pas, qu'on pourrait aussi appeler torpides.

Les dermatoses irritables sont les dermatoses douloureuses, c'est-à-dire prurigineuses, car le prurit est la douleur de la peau, et les dermatoses secrétantes.

L'eczéma est le type de ces dernières, et il cesse d'être irritable lorsqu'il a cessé d'être secrétant, c'est-à-dire lorsqu'il est devenu squameux, et qu'il a revêtu l'apparence du pityriasis, que M. Hardy considère, ainsi que le lichen *(eczema lichenoïde)*, comme une simple variété de l'eczéma.

Au point de vue de la clinique et des indications thérapeutiques, de la thérapeutique thermale en particulier, ces points de vue nosologiques sont secondaires et ne nous arrêteront pas.

Dans l'application des eaux minérales aux maladies de la peau, et des eaux sulfureuses en particulier, il y a deux modes d'action à distinguer :

L'introduction d'un médicament spécial adressé à la disposition morbide, c'est-à-dire à la cause pathogénique de la maladie, et dont le mode d'action, qu'on peut appeler *altérant*, ne nous paraît pas plus susceptible d'analyse que s'il s'agissait d'un médicament à proprement parler spécifique ;

L'application sur la peau d'une médication excitante, qui tend à changer son mode de vitalité vicieux, et qui agit à la manière des médicaments *substitutifs*.

Sans doute la considération du médicament introduit, ou sulfureux, ou alcalin, ou arsenical, ou chlorobromuré, ne saurait être négligée. Mais il est certain que le traitement thermal des maladies de la peau consiste essentiellement dans l'usage des bains. Quelques médecins même, comme de Puisaye à Enghien, Gerdy à Uriage, ont paru n'attacher aucune importance à l'usage des eaux en boisson. Mais je ne crois pas qu'ils aient raison, et, pour Saint-Gervais en particulier, j'aurai à faire ressortir l'utilité de la médication interne.

Parmi les balnéations thermales, il en est d'excitantes et il en est de sédatives. Je doute que ce dernier terme doive être pris dans un sens précisément absolu. La balnéothérapie thermale, toute sédative qu'elle puisse être dans ses résultats, paraît être toujours excitante dans une certaine mesure, pour ce qui concerne ses effets immédiats. Il s'agit donc, ici surtout, d'effets relatifs.

Les eaux minérales sédatives sont les eaux *indéterminées*, qu'on a appelées aussi indifférentes, ou thermales simples. Ce sont encore les eaux à bases calciques prédominantes

On doit admettre comme une règle générale : que les eaux minérales à bases calciques prédominantes sont toujours sédatives dans une certaine mesure, et les eaux à bases sodiques prédominantes, toujours excitantes.

Les eaux sulfurées sodiques sont excitantes à double titre, et par leur principe sulfureux, et par leur principe sodique, lequel, bien que ces eaux soient toutes très-faiblement minéralisées, est très agissant, sans doute parce que, en raison même de cette faible minéralisation, il est, pour ainsi dire, plus à découvert.

Le traitement de l'eczéma par les eaux sulfurées sodiques réclame donc de grandes précautions : car il faut considérer que l'eczéma secrétant est toujours en imminence d'acuité, soit par le retour de l'acuité sur les points atteints, soit par l'extension de ces derniers, ou par l'apparition d'éruptions nouvelles.

L'application de la balnéation thermale aux dermatoses met essentiellement en jeu une action substitutive. La poussée, ce phénomène si commun près des eaux sulfureuses et aussi près des eaux minérales d'une activité moindre, et surtout dans le mode des balnéations prolongées, en est un témoignage. Il est admis que les dermatoses vieilles et torpides réclament pour guérir un certain rappel de l'acuité.

Or, dans une maladie telle que l'eczéma, j'entends l'eczéma en activité, la grande étendue des surfaces sur lesquelles on opère, et la difficulté de maîtriser l'action du traitement, rend très délicate, et quelquefois dangereuse, la recherche de l'action substitutive.

Il en est d'autant plus ainsi, près des eaux sulfurées sodiques, que le retour à l'acuité, résultat et témoignage de l'action substitutive, ne survient souvent qu'à une époque avancée du traitement, de sorte que l'on est privé du moyen de diriger, ou de tempérer au besoin, une action qui s'est exercée d'une façon latente, pour ne se manifester que tardivement.

Près des eaux sulfurées calciques au contraire, le retour de la dermatose à l'état aigu survient, dans la plupart des cas, de bonne heure, et trouve son remède dans la continuation du traitement lui-même, tandis qu'une pareille apparition exige la suspension des eaux sulfurées sodiques.

Quant aux chlorurées sodiques sulfureuses, telles qu'Uriage, Aix-la-Chapelle, il arrive souvent que ce retour à l'état aigu n'a pas lieu : mais, s'il apparaît, c'est le plus souvent tardivement, comme dans les eaux sulfurées sodiques, mais tout en indiquant la continuation du traitement, comme dans les eaux sulfurées calciques.

Ces données nous permettent de nous rendre compte de l'action et de l'emploi des eaux de Saint-Gervais dans l'eczéma.

Elles sont sulfureuses, mais faiblement, bien qu'avec une certaine fixité, contenant du sulfure de calcium. Leur minéralisation, assez élevée, puisqu'elle atteint 5 grammes, se partage surtout entre le chlorure de sodium, le sulfate de soude et le sulfate de chaux, ce qui leur communique des qualités laxatives. Enfin, l'existence d'acide carbonique libre et de bicarbonate de chaux, facilement altérable, leur assure des qualités digestives. Telles sont les déterminations que nous pouvons déduire de la constitution connue de ces eaux.

Rappelons leur température, un peu plus élevée que la température moyenne du bain, mais qui s'y ramène facilement d'elle-même.

Il y a donc ici les éléments bien définis d'un trai-tement interne laxatif, digestif, et légèrement re-constituant, qui vient compléter l'action balnéaire, trop longtemps et trop exclusivement prédominante dans cette station, jusqu'à ces derniers temps. Ajou-tons que, bien que toutes les sources (principales) pré-sentent des traces d'hydrogène sulfuré, une seule, *(le Torrent)* renferme du sulfure de calcium, ce qui per-met de mesurer à volonté l'emploi du principe sulfu-reux, alors que, pour tous les autres, la constitution de ces sources se trouve sensiblement identique.

L'action des eaux de Saint-Gervais, dans l'eczéma, a été précisée très-nettement par M. Billout. Je ne sau-rais mieux faire que de reproduire ses propres ex-pressions.

« Les eaux de Saint-Gervais sont surtout indiquées dans le traitement des maladies de la peau, et s'adressent spécialement aux maladies de la peau revêtant une forme inflammatoire, qui serait exaspérée par l'usage des eaux sulfurées fortes (sodiques). Leur température permet de les employer contre une forme de l'eczéma, si rebelle au traitement, l'eczéma subaigu, que souvent on n'ose pas adresser aux eaux minérales. Sans aucun doute, on ne doit pas envoyer à Saint-Gervais, plus qu'ailleurs, des eczémas aigus à la première période ; mais j'ai vu souvent des malades, qui présentaient encore un certain degré d'acuité, suivre un traitement à Saint-Gervais, sans éprouver aucun symptôme d'excitation, et je ne doute pas que ces eaux ne doivent ces qualités sédatives toutes spéciales à leurs propriétés laxatives et diurétiques et à leur température moyenne, et enfin à la grande quantité de glairine qu'elles renferment (1). Cette qualité de sédation les rend non-seulement applicables au traitement des affections cutanées à forme subaiguë, mais elle s'adresse aussi à cette disposition si fréquente dans ce genre de maladies, l'irritabilité.

« Je ne sais trop si les eaux de Saint-Gervais agissent contre la diathèse herpétique ou arthritique, mais ce que je sais très-bien, c'est que je vois des malades, qui me sont adressés avec le diagnostic d'herpétique et d'arthritique, et qui obtiennent une amélioration aussi complète que possible. Sans doute, ces malades ne sont pas d'abord guéris complètement ; la diathèse subsiste encore, mais la manifestation a disparu ; ou, si elle a seulement diminué, il est certain que les manifestations ultérieures iront en s'amoindrissant, et disparaîtront enfin, si le malade consent à revenir aux eaux qui lui ont procuré une réelle amélioration. Je ne sais s'il existe des eaux qui guérissent l'herpétisme et l'arthritisme, mais je crois qu'avant d'adresser les malades à ces eaux prétendues spécifiques (2), il est indispensable de les soumettre

(1) Cette dernière assertion doit être rectifiée : M. Billout reconnaissant lui-même aujourd'hui que ces eaux ne renferment pas une proportion appréciable de glairine.

(2) On ne guérit guère les diathèses, et je ne crois pas que personne songe à attribuer à une eau minérale quelconque un caractère de spécificité. Mais on les atténue, et en même temps on en atténue, ou même on en guérit ou on en prévient, les manifestations. Ceci est en général, l'effet consécutif des traitements thermaux diathésiques (altérants). Mais il est certain qu'il est de ces manifestations, et l'eczéma en première ligne, qu'il faut quelquefois prendre de prime abord pour objectif de la médication

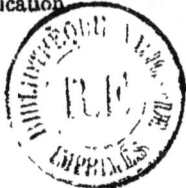

d'abord à un traitement thermal qui fasse avant tout disparaître ou tout au moins atténue la manifestation » (1).

Le professeur Hardy, à la haute expérience de qui l'on peut se fier en semblable matière, n'est pas moins explicite : « Lorsque, dans l'eczéma, la période de secrétion continue trop longtemps, lorsque des croûtes se renouvellent incessamment par des poussées non interrompues ou très-rapprochées, on peut chercher à accélérer la guérison par les eaux minérales. Mais il faut alors se méfier des eaux minérales trop chargées de sels ou de soufre, ainsi que des eaux trop chaudes ; elles augmenteraient infailliblement l'intensité, l'étendue et la durée de l'affection. A la période que je viens d'indiquer, les eaux qu'on doit placer en première ligne sont surtout celles de Saint-Gervais : d'une température peu élevée, diurétiques, diaphorétiques, légèrement purgatives et contenant une très-légère proportion de soufre, ces eaux conviennent parfaitement dans des eczémas affectant depuis plusieurs mois la marche chronique, sans être arrivés à la période de siccité complète. Elles sont d'ailleurs également utiles lorsque l'eczéma est parvenu à la dernière période, qu'il affecte la forme squameuse ou lichénoïde ; chez les individus nerveux, gastralgiques, j'ai eu bien souvent à me louer de l'effet de ces eaux pour déterminer et pour consolider la guérison » (2).

Je me bornerai à ajouter deux remarques à ces considérations, qui me paraissent suffisantes pour mettre

(1) *Annales de la Société d'Hydrologie médicale de Paris*, T. XX.

(2) Hardy. *Dictionnaire encyclopédique des Sciences médicales*, article eczéma, p. 421.

à même de bien apprécier la portée des eaux de Saint-Gervais dans le traitement de l'eczéma en général :

D'abord, que l'on obtient d'excellents effets de ces eaux dans l'intertrigo, en particulier dans l'intertrigo du pli mammaire, chez les femmes obèses, lequel ne paraît pas exiger, pour apparaître et pour persister avec opiniâtreté, l'existence d'aucun état diathésique ;

Ensuite, que les eaux de Saint-Gervais ne conviennent pas à l'eczéma chez les scrofuleux, sans parler des scrofules proprement dites. Ceci avait été signalé par M. Hardy, et M. Billout insiste fortement sur ce sujet. C'est que ces eaux ne possèdent ni des qualités altérantes, ni des qualités reconstituantes appropriées à la scrofule. Et la scrofule est une diathèse qui retient fortement les déterminations qui se trouvent entées sur elle. Les arthritides et les herpétides paraissent au contraire avoir des racines diathésiques beaucoup moins profondes que les scrofulides, soit primitives, soit secondaires. C'est là un point qu'il ne faut pas perdre de vue, dans la considération de la marche et de la thérapeutique générale de ces affections dans ces diverses circonstances.

MALADIES DES VOIES DIGESTIVES

DYSPEPSIE ATONIQUE. — DYSPEPSIE SABURRALE. CONSTIPATION.

Il n'est point de trouble de la santé aussi répandu que la dyspepsie, suivant l'acception très étendue où est usitée cette dénomination, et il n'est presque personne, dans le monde où nous vivons, qui ne soit dyspeptique à un degré quelconque. Et cependant il n'est pas de sujet aussi difficile à définir et aussi différemment défini que la dyspepsie. Ceci vient de l'extrême complexité des éléments qui sont mis en jeu dans l'acte de la digestion, soit que l'on envisage ceux qui s'y trouvent le plus directement en activité, soit que l'on considère les conditions plus lointaines à l'influence desquelles ils ne peuvent se soustraire.

Il faut donc, dans la pratique, toutes les fois qu'il s'agit de dyspepsie, chercher à se rendre compte de ce que l'on entend par ces termes, des éléments particuliers de l'acte digestif qui se trouvent en jeu, et du mode d'action que l'on attribue aux moyens thérapeutiques mis en usage.

Il est deux formes de la dyspepsie auxquelles les eaux de Saint-Gervais sont appropriées.

La dyspepsie simple ou atonique, et la dyspepsie saburrale.

Dans la première, ces eaux représentent une médication assez banale ; dans la seconde, elles représentent une médication très spéciale.

La dyspepsie simple ou atonique est la plus vulgaire, et, comme son nom l'indique, la plus simple dans son expression.

La digestion s'opère intégralement, mais elle s'opère lentement. Sans produire guère d'autres phénomènes locaux que l'exagération de la sensation naturelle d'une digestion qui s'opère, plénitude cardiaque, refroidissement de la périphérie, engourdissement général et inaptitude à l'exercice, toutes ces sensations peuvent atteindre un degré qui, sans prendre un caractère douloureux, entraîne un mal-être considérable. Mais de plus, et quelquefois à leur place, des troubles plus éloignés sont ressentis, état congestif de la tête, céphalalgie, vertige, ou bien oppression et palpitations.

Telle est la dyspepsie simple, encore assez variable elle-même dans ses expressions symptômatiques, que l'on atténue, ou l'on suspend, ou l'on guérit même par toutes sortes de moyens.

L'hygiène fournit les premiers par le changement de milieu, l'écart des habitudes nuisibles, l'appel de circonstances favorables. Les eaux minérales viennent ensuite : et si toutes, ou à peu près, se donnent pour utiles dans la dyspepsie ; il est à présumer que, pour un bon nombre d'entre elles, les conditions hygiéniques qu'elles comportent y prennent une bonne part.

Cependant, il est certain que la part la plus légitime et la plus directement médicamenteuse du traitement thermal de la dyspepsie simple revient aux eaux bicarbonatées, sodiques ou calciques. Et c'est principalement à titre de bicarbonatées calciques que les eaux de Saint-Gervais conviennent parfaitement au traitement de la dyspepsie simple.

Cependant leur qualité sulfureuse, sans être précisément un obstacle à cette action, ne lui était pas précisément favorable. Mais la source du *Torrent* est seule sulfureuse à Saint-Gervais. M. Billout nous raconte que cette eau, à peu près seule usitée, paraissait assez difficile à tolérer par ses malades, Il leur conseillait alors de puiser l'eau à l'avance et de ne la boire qu'après qu'elle avait perdu, par l'évaporation, la plus grande partie de sa propre sulfuration. Mais il pensa, fort judicieusement, qu'il était beaucoup plus simple d'employer à cet effet la source *Gontard*, négligée jusqu'alors, laquelle, à part l'absence de sulfure, présente exactement la même température et la même composition que la source du *Torrent*, les différences de chiffre que révèle leur analyse respective étant tout-à-fait insignifiantes.

En effet, débarrassées de leur sulfure, les eaux de Saint-Gervais possèdent les qualités des eaux digestives, riches en acide carbonique libre, et suffisamment riches en bicarbonates de chaux et de magnésie, que j'ai appelées des générateurs de gaz carbonique.

Cependant, a ce simple titre, les eaux de Saint-Gervais ne se distingueraient guère des autres eaux bicarbonatées calciques. Voici ce qui leur assigne une place à part dans le traitement de certaines formes de dyspepsie.

A côté des bicarbonates calciques et magnésiques, se rencontre une proportion notable de chlorure de sodium, près de 2 grammes, et une proportion semblable de sulfate sodique, ce qui leur assure des propriétés laxatives. Elles se rapprochent sous ce rapport des eaux de Chatel-Guyon, et on a pu les comparer à celles de Carlsbad. La somme totale de minéralisation de Saint-Gervais et de Carlsbad est à peu près la même, et la distribution relative des sulfates, des chlorures et des bicarbonates ne présente pas de différences considérables.

Mais voici ce qui établit une distinction absolue entre Carlsbad et Saint-Gervais, ce que je n'ai point vu signaler encore, bien qu'elle soit fondamentale. C'est que ce sont les bases *sodiques* qui l'emportent à Carlsbad, tandis qu'à Saint-Gervais, ce sont les bases *calciques*. Ceci nous explique pourquoi les eaux de Carlsbad possèdent des qualités altérantes et résolutives dont sont dépourvues les eaux de Saint-Gervais. Car il est une règle générale en hydrologie, que j'ai fait ressortir depuis longtemps, c'est que les propriétés altérantes et résolutives des eaux minérales sont en raison directe de leur prédominance en bases sodiques, et eu raison inverse de leur prédominance en bases calciques.

Si de telles conditions affaiblissent, dans les eaux de Saint-Gervais, les propriétés altérantes et résolutives, elles lui communiquent en même temps des qualités sédatives qui sont, nous venons de le voir, une de leurs caractéristiques, et les dispensent de ces actions et de ces réactions violentes qui, à Carlsbad, rendent quelquefois dangereuse une médication très énergique et de ressources puissantes. Aussi encore, l'action laxative des eaux de Saint-Gervais est-elle une action tempérée, qu'il est toujours possible de prolonger, par l'usage à domicile, sans aucun inconvénient.

Il est des dyspepsies qu'accompagne et que caractérise une altération particulière des sécrétions de la membrane muqueuse qui tapisse les premières voies digestives. Je ne parle pas ici du catarrhe de l'estomac, véritable gastrorrhée analogue à la bronchorrhée, et auquel s'adapte merveilleusement la pratique récemment introduite des lavages de l'estomac, pratique qui, de son côté, se combine très heureusement avec les eaux minérales appropriées.

Je veux parler de la dyspepsie saburrale, dans laquelle les sécrétions folliculeuses de la langue, du pharynx, de l'œsophage et de l'estomac sont altérées, dans leur qualité plutôt que dans leur quantité, d'une façon qui n'a pas encore été bien définie.

C'est l'embarras gastrique chronique, reproduisant d'une manière permanente ou habituelle exactement ce qui se passe dans l'embarras gastrique aigu ou accidentel.

De même que les évacuants actifs, vomitifs ou purgatifs, sont la médication de ce dernier, les eaux minérales laxatives sont la médication de la dyspepsie saburrale. Et c'est là ce qui constitue la véritable spécialisation de Saint-Gervais dans les affections dyspeptiques. C'est à ce traitement que M. Billout a très-judicieusement appliqué la source *Gontard*, non sulfureuse.

J'emprunte à mon distingué confrère un passage intéressant relatif au traitement de la *constipation*.

« Il est un état qui n'est pas bien nettement du domaine de la pathologie, et contre lequel les eaux de Saint-Gervais ont une action efficace, je veux parler de la pléthore abdominale : à cet état se rattache un symptôme qui en est souvent l'élément le plus important, la constipation. Pour bien préciser l'action des eaux de Saint-Gervais contre la constipation, on doit

admettre une constipation active et une constipation
passive. La première, causée par une excitation générale et une sorte d'éréthisme de l'intestin, la seconde,
due à une paresse intestinale qui reconnaît elle-même
des causes diverses : faiblesse générale, faiblesse mus-
culaire, atonie et embarras de la membrane muqueuse.
Pour la première de ces formes, si les bains de Saint-
Gervais peuvent être utilement employés, il n'est pas
douteux que d'autres eaux minérales spécialement em-
ployées en bains peuvent, à juste titre, revendiquer le
traitement de cette forme de la constipation.

« Dans la forme passive, au contraire, les eaux de
Saint-Gervais ont une action toute spéciale, qui ne fait
presque jamais défaut, et cette action n'est pas passa-
gère comme celle qui est due aux purgatifs ordinaires ;
elle se continue pendant un temps plus ou moins long,
et la guérison devient souvent définitive, si le malade
consent à se soumettre à plusieurs cures successives.
Parmi les malades atteints de constipation de forme
passive, on choisira les malades de constitution irritable et nerveuse, et on adressera de préférence les
malades de constitution molle, torpide, et surtout ceux
qui présentent des signes de scrofule, à des eaux minérales propres à remplir quelques indications spéciales
dans le traitement de la constipation, tout en possé-
dant une action plus effective sur les constitutions de
ce genre. A la pléthore abdominale se rattachent encore les affections hémorrhoïdaires. qui sont toujours
très-avantageusement modifiées à Saint-Gervais » (1).

---

(1) *Annales de la Société d'Hydrologie médicale de Paris*, **T. XX**,

Je me bornerai à l'exposé qui vient d'être fait des applications des eaux de Saint-Gervais, de celles qui, constituant leur spécialité propre, déterminent la place qui leur appartient dans la médication thermale.

Le reste de leurs applications, assurément beaucoup plus étendues dans la pratique, rentre dans les applications communes des eaux minérales analogues, tout en leur laissant la marque qu'elles doivent à leur qualité sulfureuse et à leurs propriétés laxatives.

C'est ainsi qu'elles se trouvent appropriées aux affections catarrhales de l'appareil respiratoire. « Parmi les affections des organes respiratoires, dit M. le docteur Billout, j'ai obtenu toujours des succès incontestables dans les laryngites et dans les bronchites catarrhales qui, dans leur forme et leur nature, se rapprochent complètement des affections de la peau, justiciables des eaux de Saint-Gervais. Je n'ai pas à m'étendre ici sur l'alternance de ces deux groupes de maladies et sur la question de la rétrocession, si importante au point de vue du traitement, et qui préoccupe si vivement l'imagination des malades. Je ferai remarquer seulement que les conditions de la cure de Saint-Gervais, qui est en même temps interne et externe, offrent une garantie certaine contre les dangers de cette rétrocession. »

Les catarrhes vagino-utérins, les engorgements de la matrice, peuvent encore être traités utilement à Saint Gervais. Il suffit de rappeler ici que ces eaux, moins bien appropriées aux constitutions torpides ou débilitées, le sont au contraire aux sujets névropathiques ou irritables. Ici encore, la combinaison propre aux eaux de Saint-Gervais, d'un traitement interne avec le traitement externe, ce dernier très-prédominant dans ce genre d'affection, est à considérer, la plupart des eaux auxquelles l'état irritatif de l'appareil utérin contraint d'avoir recours ne se prêtant guère qu'à un usage externe.

Je ne m'arrêterai pas à une application traditionnelle des eaux de Saint-Gervais à la cure du ténia, parce que je ne crois pas qu'elle repose sur des bases sérieuses.

USAGE DES EAUX MINÉRALES
DE SAINT-GERVAIS TRANSPORTÉES

On lit, dans l'excellent travail de l'Inspecteur de Saint-Gervais, M. le docteur Billout, auquel j'ai déjà fait plusieurs emprunts, ce qui suit : « L'eau de la source *Gontard*, qui renferme à peine quelques traces de sulfure, peut être très-facilement transportée, sans subir aucune altération, et je fais en ce moment tous mes efforts pour que l'administration des bains organise un service de transport et fasse ainsi mieux connaître et apprécier la valeur réelle de ces eaux. »

Il ne paraît pas que les vœux de M. Billout aient été fort écoutés jusqu'ici, et que l'administration se soit préoccupée des moyens de vulgariser l'emploi d'une médication très-utile, et dont il n'est pas aisé de trouver d'autres représentations. L'usage des eaux de Saint-Gervais transportées ne s'est donc pas encore répandu autant qu'il devrait l'être. La nouvelle société, qui s'est rendue acquéreur de cette station, comprendra mieux sans doute le parti que l'on peut en tirer. Il est difficile de se prononcer au sujet de l'utilité des eaux de Saint-Gervais transportées, au point de vue de leur qualité sulfurée. Ceci concerne la source du *Torrent*. On ne s'est pas encore assuré du degré de fixité de son principe sulfureux et des proportions dans lesquelles il peut se conserver.

Mais pour ce qui concerne les propriétés laxatives et digestives de ces eaux (source *Gontard*), on peut être plus affirmatif.

A titre de bicarbonatées calciques, ces eaux rentrent naturellement dans la classe des eaux digestives et des eaux de table, ou légèrement gazeuses, avec la caractéristique de leurs propriétés laxatives. La fixité des principes auxquels elles sont dues, sulfates sodiques, chlorure de sodium et bases magnésiques, en assure la persistance.

Ces eaux fournissent donc, ce qu'il est le plus difficile de rencontrer, une médication légèrement laxative, très-digestive en même temps, et dont l'usage peut être continué pendant longtemps sans aucun inconvénient.

En dehors des indications particulières, qui sont exactement les mêmes que les indications signalées à propos du traitement thermal lui-même, les eaux de Saint-Gervais sont d'un emploi facile et salutaire dans les cas d'affections cérébrales, par exemple, ou cardiaques, où il convient d'entretenir la liberté du ventre, sans risque de troubler les fonctions digestives, ce qui est toujours à craindre, avec l'administration réitérée des laxatifs fournis par la matière médicale commune.

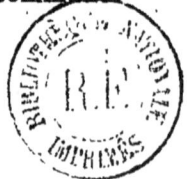

Vichy. — Imp. Wallon.

OUVRAGES DU MÊME AUTEUR

Traité du Ramollissement du Cerveau (couronné par l'Académie de Médecine), 1843, 1 vol. in-8° de 525 pages.

Traité pratique des Maladies chroniques, 1868, 2 vol. grand in-8° de 1403 pages.

Traité clinique et thérapeutique du Diabète, 1869, 1 vol. in-12 de 484 pages.

Traité pratique des Maladies des Vieillards, 1873, 2ᵉ édit., 1 vol. grand in-8 de 815 pages.

Dictionnaire général des Eaux minérales et de l'Hydrologie médicale (en collaboration avec MM. Le Bret, Lefort et Jules François), 1860, 2 vol. in-8, de 1664 pages, couronné par l'Académie de médecine.

Traité thérapeutique des Eaux minérales de la France et de l'Etranger et de leur emploi dans les Maladies chroniques, 18..., 2ᵉ édit., 1 vol. grand in-8 de 738 pages. (La 3ᵉ édition est sous presse).

Les Eaux minérales et les Maladies chroniques, leçons professées à l'Ecole pratique, 1874, un vol. in-12 de 227 pages.

Lettres médicales sur Vichy, 1877, 4ᵉ édit. 1 vol. in-12 de 181 pages.

Une Mission médicale en Chine. — *Les conditions sanitaires des ports ouverts au commerce étranger en Chine*, 1877, 1 vol. in-8° de 110 pages.

www.ingramcontent.com/pod-product-compliance
Lightning Source LLC
Chambersburg PA
CBHW070800210326
41520CB00016B/4766